PLUS DE CHOLÉRA

DU
CHOLÉRA-MORBUS
ÉPIDÉMIQUE

TRAITEMENT
VÉRITABLEMENT PRÉVENTIF

par J. GORLIER,

Médecin à Rosny (Seine-et-Oise)

DEUXIÈME ÉDITION

Prix : 1 fr.

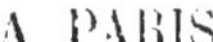

A PARIS

CHEZ J.-B. BAILLIÈRE, LIBRAIRE DE L'ACADÉMIE IMPÉRIALE DE MÉDECINE
Rue Hautefeuille, 19
et à la Pharmacie de l'Europe
30, rue d'Amsterdam

LONDRES		NEW-YORK
H. BAILLIÈRE, 219, Regent-Street		H. BAILLIÈRE, 290, Broad-Way

MADRID, C. BAILLY-BAILLIÈRE, Calle del Principe

1866

PLUS DE CHOLÉRA

MIRECOURT, IMPRIMERIE HUMBERT.

PLUS DE CHOLÉRA

DU

CHOLÉRA-MORBUS
ÉPIDÉMIQUE

TRAITEMENT
VÉRITABLEMENT PRÉVENTIF

par J. GORLIER,

Médecin à Rosny (Seine-et-Oise)

DEUXIÈME ÉDITION

Prix : 1 fr.

A PARIS

CHEZ J.-B. BAILLIÈRE, LIBRAIRE DE L'ACADÉMIE IMPÉRIALE DE MÉDECINE
Rue Hautefeuille, 19
et à la Pharmacie de l'Europe
38, rue d'Amsterdam

LONDRES | NEW-YORK
H. BAILLIÈRE, 219, Regent-Street | H. BAILLIÈRE, 290, Broad-Way

MADRID, C. BAILLY-BAILLIÈRE, Calle del Principe

1866

AVANT-PROPOS

Quod vidi scripsi.

En disant : « plus de choléra, ou mieux : plus d'explosion cholérique, » je proclame une vérité qui m'a été en quelque sorte révélée par une expérience dont le succès ne s'est jamais démenti, pendant l'épidémie de 1859, et pendant celles qui lui ont succédé.

Que le public, par la réalisation pratique des idées que je lui soumets, contrôle mon assertion ; et bientôt également convaincu de l'efficacité constante du traitement préventif que je préconise, j'affirme qu'il n'hésitera pas à répéter avec moi : « plus de choléra. »

PRÉFACE

« Si quelqu'un vient à faire une découverte,
» même une découverte des plus utiles, il doit
» être persuadé, s'il connaît un peu les
» hommes, que toute la reconnaissance qu'ils
» lui en témoigneront sera de le critiquer,
» par cette seule raison qu'il sera le premier
» auteur de cette découverte. »

SYDENHAM.

Dans les arts, comme dans les sciences, le triomphe d'une vérité n'est pas toujours chose facile. L'histoire est là pour attester les mille obstacles, les incessantes tracasseries, les persécutions même, que l'envie, l'ignorance et l'esprit de système, cet éteignoir de tout progrès, ont toujours fait subir aux auteurs des plus belles découvertes. « Les exemples de ceux qui ont été condamnés, pour avoir instruit le genre humain, sont presque aussi nombreux en physique qu'en morale. » (VOLTAIRE.)

« C'est un malheur, a dit un philosophe, que les vérités et les découvertes en tous genres essuient longtemps des contradictions... » Il aurait pu ajouter : en médecine, c'est une calamité, c'est un crime ; car, souvent des milliers de victimes auraient été sauvées par la prompte adoption du traitement que, sauf examen préalable, la partialité, le mauvais vouloir, la routine et l'orgueil, condamnent et frappent.

Il faut bien le reconnaître, et cela est triste à dire : loin de tendre la main aux idées qui n'émanent pas d'eux, les médecins en général, comme pour rappeler *l'invidia medicorum pessima*, commencent toujours par les combattre ou par les repousser.

Je me crois très-fondé à m'exprimer ainsi quand je vois l'imperceptible trajet que j'ai fait sur cette voie scientifique qu'on appelle la presse médicale, pour la propagation d'une méthode dont l'admission aurait eu pour infaillible résultat l'anéantissement de cette désolante erreur : le choléra est *incurable ;* au profit de cette consolante vérité : le choléra pris à *temps, et convenablement* attaqué, est *le plus souvent,* pour ne pas dire *toujours, parfaitement curable.*

Cette proposition dont j'ai très-péremptoirement démontré l'évidence, non-seulement par l'irréfutable et puissante logique de faits nombreux s'appuyant sur des preuves irrécusables, s'est néanmoins constamment heurtée contre l'incrédulité, le dédain ou l'indifférence.

J'aurais bien pu me décourager et cesser une lutte qui devenait bien difficile, mais, par conviction comme par devoir, et toujours soutenu par l'élévation du but que je me proposais : la santé publique, je n'ai pas voulu, je ne veux pas déposer les armes, sans avoir préalablement fait appel au jugement de tous, c'est-à-dire au sens commun, à la raison même, prise dans son développement le plus naïf et le plus universel.

En présence de la divergence d'opinions qui, toutes se heurtaient en prescrivant, sous les inspirations d'hypothèses impossibles, les traitements les plus opposés, les plus illogiques, pour arriver ensemble à cette triste conclusion : l'art est impuissant : *telum imbelle et sine ictu*; mon embarras, je l'avoue, égalait mon inquiétude.

Sans doute avec un esprit moins curieux, plus facile à satisfaire, et surtout avec une foi moins vive dans la médecine, j'aurais pu signer de confiance, le laissez-passer de ce terrible ennemi, en soupirant à mon tour : Dieu le veut ! et me résigner à suivre, dans l'ornière de la routine, le chemin, qui, fatalement, nous a si souvent conduits au précipice. Mais, sans jamais nier la clairvoyance de mes voisins, j'aime et je tiens à voir par mes yeux; et tout en refusant à la médecine un pouvoir que Dieu seul possède, je n'ai jamais consenti et je ne consentirai jamais à la rendre responsable de l'incapacité ou de la prévention de ceux qui l'exercent.

Aussi, l'esprit dégagé de toute influence extérieure et le cœur plein de cette confiance qui fait croire et espérer, j'ai pu suivre et observer très-attentivement cet adversaire infiniment moins redoutable que redouté.

N'oubliant pas que c'est la nature qui opère les guérisons; que l'art ne fait que lui venir en aide, qu'il ne guérit que par elle; loin de me poser comme son souverain maître, loin de venir lui imposer des lois, loin de chercher à la tordre aux caprices de mon

imagination, je me suis fait très-humblement son serviteur attentif et dévoué, j'ai cherché à comprendre
son langage, à bien saisir ses intentions, afin de lui
donner des secours intelligents et efficaces. Mes investigations m'ont conduit à cette inébranlable conviction ; le choléra ne mérite pas son effrayante répu-
tation.

C'est un adroit et très-dangereux ennemi ; mais il
suffira de bien connaître, de bien saisir sa physionomie réelle, toutes ses feintes allures, son signalement
enfin, pour ne pas se laisser surprendre, en s'empres-
sant de le frapper dès qu'il apparaîtra. Les médecins
auront donc à annoncer sa présence. Ce point est capital ; et pour en exprimer toute l'importance, je cède
la parole au docteur A. Latour. « Est-ce à dire que
» les journaux de médecine aient tort de publier leurs
» informations sur le choléra ? A qui donc reviendrait
» cette mission, si ce n'est à ceux qui doivent avertir
» le public médical de l'état de la santé publique ? Les
» populations n'ont-elles pas un intérêt considérable
» à ce que les médecins soient avertis à temps des
» constitutions médicales *régnantes* ou *imminentes ?*
» Et pour ce qui concerne le choléra particulièrement,
» n'est-il pas vrai que sa présence est presque *toujours*
» et *partout* annoncée par un état particulier des *voies*
› *digestives, sans danger,* si les accidents sont *oppor-*
» *tunément soignés, terribles* s'ils passent *inaperçus* ou
» *négligés.* » *(Union médicale, 17 septembre 1855.)*

Ajouterai-je encore ces quelques lignes, extraites
des instructions concernant les mesures à prendre à

l'occasion du choléra, publiées en 1849, par les docteurs Magendie, Aubert, Roche, Mêlier, Bussy, Royer
Clolard, Villermé, Lafont-Ladebat, Delesseps, Moreau
de Champlieux, Piron et Alquié, membres du Comité
consultatif d'hygiène?

« Il est rare que les attaques elles-mêmes de cho-
» léra ne soient pas annoncées par quelques symptômes
» précurseurs ; ces symptômes sont précisément de la
» nature de ceux dont nous venons de parler ; ils
» affectent *surtout* et *d'abord*, l'appareil digestif,
» c'est-à-dire les *intestins*. Il est d'*autant plus facile*
» de se rendre maître de ses premiers symptômes et
» de la *maladie elle-même*, qu'*on agit plus prompte-*
» *ment*. »

On admet donc généralement, (et il y a ici un grand
pas de fait), on admet, dis-je, que l'orage cholérique
est toujours annoncé par quelques symptômes précurseurs, et qu'il peut, presque toujours, être *sûrement*
conjuré, en faisant, au plus tôt, ce qui est nécessaire ;
car c'est bien dans l'espèce que l'on peut dire : « l'occasion manquée ne se retrouvera plus. »

Mais comment fait-on ce qui est nécessaire? Voilà
le nœud gordien que les hypothèses, ces enfants terribles
de l'imagination, n'ont su, jusqu'à présent, qu'em-
brouiller et serrer davantage.

C'est pour essayer de le trancher, que j'écris cette
seconde édition du travail que j'ai publié en 1856.

[illegible]

CHOLÉRA

—

I

« Il est toujours utile de frayer la
» route, quand même elle est imparfaite-
» ment tracée. »

ORFILA.

Impénétrable à nos sens, insaisissable aux plus mi-
nutieuses investigations de notre esprit ; fléau mysté-
rieux dont le principe pestilentiel, *ens epidemicum*,
nous échappera toujours, le choléra ne peut et ne doit
être étudié que dans sa cause, dans ses symptômes et
dans son siége, si l'on veut arriver à trouver et à fixer
son traitement rationnel et partant efficace.

Que notre imagination dans son ardeur à tout comprendre, à tout savoir, séduite par le mirage trompeur
de ses illusions, ne nous entraîne donc plus sur ce
terrain mouvant de l'hypothèse, où trop souvent notre
esprit se trouble et s'égare, au grand préjudice de la
science et de l'humanité. Laissons, enfin, la parole à la
raison; sachons interpréter le langage de la nature,
sans vouloir pénétrer ses mystères; courbons-nous de-

vant l'expérience ; et, à coup sûr, on ne dira plus des médecins, comme de certains savants : qu'ils ressemblent aux étoiles du pôle qui marchent toujours et n'avancent jamais.

Description. — Symptomatologie.

Enveloppée, voilée, pour ainsi dire, par un ensemble et une variété de symptômes qui ne sont que l'expression morbide des sympathies de l'organisme luttant contre un principe destructeur, cette maladie a néanmoins des caractères si tranchés, qu'il est toujours facile de la reconnaître.

Malaise initial ; sentiment général de lassitude ; prostration physique et morale ; état de langueur du malade , qui, semblant plier sous son propre poids, éprouve parfois une répugnance invincible à agir et à parler. Le *facies* est inquiet, affaissé, pâle et terreux ; l'œil est plus brillant que de coutume, ou bien il est terne et hébété comme celui d'un homme ivre. Frissons ou horripilations ; céphalalgie bornée au front, d'abord, s'étendant à l'occiput, puis à toute la tête ; étourdissements, quelquefois obscurcissement de la vue ; vertiges, dureté de l'ouie ; hoquet, nausées. La langue souvent nette et d'une sécheresse pâteuse, est ordinairement large, blanche, humide et perd insensiblement sa caloricité ; parfois recouverte d'un enduit jaunâtre, elle est mollasse et baignée dans une salive

d'une saveur savonneuse ou cuivreuse. L'appétit peut-
se maintenir, mais il ne tarde pas à se perdre; et l'i-
nappétence va jusqu'au dégoût. Oppression, anxiété,
barre épigastrique; quelquefois douleur vive entre les
épaules. (Je l'ai souvent observée.) Mouvements dans
les intestins, avec ou sans coliques; borborygmes et
gargouillements dans la fosse iliaque gauche, signalés par
le docteur Wahu, soit spontanés, soit provoqués par la
pression du ventre, qui est distendu ou déprimé. Eva-
cuations intestinales qui apparaissent ordinairement
sans douleurs : les selles, dont le nombre est très variable, s'échappent involontairement (dans les cas
graves.) Les matières qu'elles contiennent sont fécales
ou bilieuses, ou blanches, ou sero-muqueuses; elles
sont encore troubles, floconneuses, granuleuses, cail-
lebotées, riziformes, semblables tantôt à du petit lait,
tantôt à une bouillie claire ou épaisse d'une odeur *sui-
generis,* fade nauséabonde : elles ont quelquefois une
couleur lie de vin ou brunâtre plus ou moins foncée.

Les déjections alvines peuvent être précédées ou
suivies de vomissements contenant un liquide limpide
ou coloré par la bile, qui est expulsé par jets ou par
fusées.

Le trajet des matières vers la bouche et vers l'anus,
mais, surtout vers la bouche, est marqué par une douleur ou plutôt par une chaleur brûlante (bien des sujets ressentent cette chaleur brûlante le long de l'œsophage avant les vomissements.)

Dans l'intervalle de ces évacuations qui s'accom-
plissent toujours dans un état de vive anxiété li-

pothymique, le malade est tourmenté par des nausées et des épreintes.

Surviennent des crampes douloureuses, atroces, siégeant d'abord aux mollets, aux muscles du ventre et à ceux de la face. Elles arrachent des cris aux pauvres malades, qu'elles forcent souvent à sortir de leur lit.

Ces crampes qui débutent parfois avec les premières évacuations, peuvent exister seules pendant le cours de l'épidémie. La circulation se trouble et languit; la respiration devient pénible, lente ou précipitée ; les battements du cœur, obscurs, tumultueux, s'accélèrent en perdant leur force. (Magendie.) Le pouls petit, filiforme, à peine perceptible, intermittent, s'affaiblit progressivement pour disparaître bientôt.

Cette dépression profonde des forces vitales, conduit vite à la période dite algide-cyanique, asphyxique.... La voix est caractéristique.... Elle était faible au début, elle devient rauque et sifflante avant de s'éteindre.

Le facies, douloureusement contracté, *se cadavérise;* la cyanose s'empare de toutes les parties du corps; le nez est froid, effilé, bleuâtre, les doigts et les ongles sont noirs.

La peau n'a plus son élasticité; elle est plissée, froide, et donne la sensation que produit le contact d'un reptile. Tout est froid chez les cholériques, dit Littré, la peau, l'intérieur de la bouche, l'haleine et la sueur qui les baigne.

Les forces décroissent et s'anéantissent. Il y a des tintements d'oreilles; le tact et la sensibilité générale s'émoussent et se perdent. L'ouïe est presque intacte ;

l'intelligence l'est complétement : seule elle reste debout semblant attendre, pour s'évanouir, le triste dénoûment de ce drame terrible.

Enfin, « plus la circulation s'embarrasse, plus le foyer vital, privé de ses aliments, baisse et s'affaiblit; ses rayons s'étendent de moins en moins dans le corps, et la chaleur semble s'éteindre avec la vie. » (Littré.)

D'après cette longue énumération symptomatologique, il sera certainement facile de reconnaître une attaque de choléra, quels que soient son mode d'invasion et la forme qu'elle affecte.

Périodes cholériques

*Etat prodromique. — Période algide-cyanique. —
Période œstueuse ou de réaction.*

Cette division, généralement admise, ne m'ayant pas paru suffisamment en harmonie avec la marche véritable et la plus ordinaire de la maladie, je lui ai substitué celle-ci :

1re Période, *Prédiarrhéique ;*

2e Période, *Evacuante ;*

3e Période, *Algide-cyanique ;*

4e Période, *Œstueuse ou de réaction.*

En effet, nous venons de voir que le choléra débute rarement d'emblée par le symptôme diarrhée ; car avant son apparition, certains prodromes, plus ou moins sensibles, plus ou moins fugaces, premières lueurs de l'incendie qui s'allume, doivent avertir le malade et éveiller fortement l'attention du médecin.... C'est la *période prédiarrhéique*. (Ne l'oublions pas, c'est le moment le plus favorable pour agir.)

Vient ensuite la période *évacuante* ou cholérine, *toujours curable* tant que les évacuations intestinales ou stomacales, se maintenant dans certaines limites, ne se compliquent pas de ces accidents terribles qui constituent la période *algide-cyanique* si souvent fatale.

Enfin, se déclare, quand le malade n'a pas succombé, cette période *œstueuse* ou *de réaction*, dont la marche régulière ou irrégulière, peut avoir pour le malade une issue heureuse ou funeste.

Cause.

C'est en médecine, et surtout en temps d'épidémie cholérique, que l'on peut dire avec Franklin : Le temps est l'étoffe dont la vie est faite.... Aussi ne le perdrons-nous pas dans la recherche stérile du principe générateur du choléra.

Comme toutes les épidémies, cette maladie doit avoir sa cause prédisposante, occasionnelle, dans certaines conditions ou modifications atmosphériques qui nous échappent sans doute, mais dont les effets se manifestent à nos yeux d'une manière si évidente, que nous ne saurions les récuser. Tel était l'avis d'Hippo-crate, qui notait toujours avec tant de soin la consti-tution atmosphérique coïncidant avec les maladies qu'il observait.

L'air modifie, transforme l'économie, conserve ou détruit la santé, selon sa température et selon l'état normal ou anormal de sa composition.

Tel air, tel sang, disait Ramazzini. Il aurait pu ajouter : *telle maladie ;* car, en dehors des phénomènes physiologiques qui peuvent naître d'un simple dépla-cement dans cette enveloppe gazeuse qui nous presse de tous côtés, il est facile de constater une série de phénomènes pathologiques certainement produits par des transitions brusques de température.

Chaque climat imprime son cachet dans la consti-tution physique et morale : il traîne à sa suite des ma-ladies qui lui sont propres.

Au climat chaud, l'indolence, l'inertie des organes digestifs et respiratoires, le relâchement des tissus, la faiblesse musculaire, l'exaltation nerveuse, la fougue des passions, la vie précipitée et courte.

Là, prédominance bilieuse, excitation cutanée et hé-patique, fièvres éruptives, dyssenterie, choléra-mor-bus, etc.

Au climat froid, l'énergie, l'activité de l'hématose, la vigueur corporelle, la dépression nerveuse, l'engour-dissement des sens, la vie calme et longue.

Là, prédominance inflammatoire, action cutanée presque nulle, pneumonie, congestions cérébrales, etc.

Au climat tempéré, ces organisations si variées,

qui, oscillant sans cesse sous l'alternative des saisons, subissent les maladies les plus diverses et les plus opposées.

De même à chaque saison, comme à chaque climat, sa température, et par conséquent, ses maladies. Avec l'hiver, les inflammations ; avec le printemps, les névroses, les phlegmasies viscérales, musculaires et cutanées ; avec l'été, les fièvres, la diarrhée, la dyssenterie, la gastro-entérite, le choléra-morbus, etc ; enfin, avec l'automne, les affections catharrales, accompagnées parfois de symptômes adynamiques ou ataxiques. Quand les saisons, accompagnées de la température qui leur est propre, se succèdent sans secousse, doucement, dans leur ordre régulier d'apparition, chaque être ressent leur influence comme un bienfait. Alors tout tend à l'harmonie ; les maladies qui naissent dans ces circonstances, sont bénignes, éphémères, règnent ordinairement à l'état sporadique; et si elles viennent à revêtir la forme épidémique, c'est rarement sous l'empreinte d'un génie meurtrier.

Mais qu'elles se heurtent, saccadées dans leur marche, ou interverties par des températures complétement en discordance avec elles, alors tout devient conflit; l'organisme, sans cesse brusquement exalté ou déprimé, n'élaborera plus la santé, mais bien la maladie. Il deviendra le laboratoire, le foyer d'affections multiples, à physionomies les plus variées, et nullement en rapport avec celles de la saison où elles apparaissent ordinairement. Ces maladies, le plus souvent fort graves, pourront se fondre très-souvent, sous l'action persistante de telle ou telle condition atmosphérique, en épidémies à caractères plus ou moins pernicieux.

Ainsi, tout ce qui existe à la surface du globe, peut être différemment modifié et différemment affecté par l'air, variable, non seulement sous chaque climat ou pendant chaque saison, mais encore par la position haute ou basse des lieux, par leur exposition, par la nature du sol ou par son élévation au-dessus du niveau de la mer, par la nature et la direction des vents, par le voisinage des eaux, et enfin, par la présence ou l'absence des forêts.

Nous pouvons donc expliquer la plupart de nos maladies, par les seules vicissitudes atmosphériques, auxquelles se joint un état particulier qu'il ne nous est pas donné de connaître.

Je n'ignore pas que cette explication si simple n'aura pas l'agrément des amis du merveilleux; mais je la préfère, de beaucoup, à toutes leurs brillantes hypothèses, que l'expérience a constamment renversées.

Le choléra, que nous avons vu naître et grandir sous le ciel brûlant de l'Inde, pour apparaître également chez nous, lorsque l'excessive chaleur de l'été, nous transporte en quelque sorte sous l'équateur, est assurément l'enfant privilégié des hautes températures, et l'expression exagérée, *sous forme épidémique et pernicieuse*, d'une maladie qui leur est propre.

Et, en émettant cette idée, je me crois d'autant plus près de la vérité, que pour arriver à placer la cause de cette maladie partout ailleurs que dans les seules données de l'expérience et du bon sens, la science s'est constamment fourvoyée, soit en interrogeant l'air ou l'électricité, soit en fouillant le sol ou en explorant le ciel, soit encore en scrutant inutilement chaque nuage. Selon moi, on peut très-raisonnablement émettre et admettre cette opinion : Sous certaines conditions atmosphériques où prédomine une excessive élévation de température, le germe cholérique s'élabore, se développe et éclate au sein même de l'économie.

Il n'est donc pas besoin de s'évertuer à vouloir prouver que le choléra doit absolument nous venir plus ou moins directement de l'Inde, pour que cette maladie se développe et éclate chez nous.

Le choléra se montre bien, quelquefois, pendant l'hiver; mais c'est seulement après s'être développé pendant la constitution médicale précédente. « La » cause d'une épidémie doit être cherchée, moins » dans la constitution réelle de la saison où on l'ob- » serve, que dans celle de la saison précédente. » (Sydenham.)

D'ailleurs, on ne saurait avoir cette pensée que le froid est favorable au développement du choléra, puisque des observations répétées ont prouvé que le froid le suspend, l'arrête, et peut même l'éteindre. C'est ordinairement au printemps qu'il naît ou se réveille; et souvent son explosion n'a lieu qu'au moment où les chaleurs tropicales de l'été lui viennent en aide.

Siége.

L'opinion générale, si divisée sur la cause du *cho-léra*, ne l'est pas moins sur son siége. Il me semble pourtant qu'une étude seulement intelligente de l'ensemble phénoménal que présente cette maladie, pouvait facilement conduire au dégagement de cette inconnue : *Le siége du choléra.*

En effet, dans toutes les descriptions qui ont été faites, de la marche de cette affection, nous voyons qu'elle ne débute presque jamais d'emblée ; elle prévient, pour ainsi dire, *toujours ;* elle débute par une physionomie prodromique, offrant les signes certains, d'un trouble plus ou moins profond des voies digestives : malaise initial, inappétence, sentiment de pesanteur, de gêne dans l'abdomen qui est développé et plus ou moins tendu ; borborygmes et gargouillement, oppression épigastrique, état de langueur général ; affaiblissement du pouls, etc ; puis, comme pour achever la phrase commencée, pour parfaire le diagnostic, et comme pour mieux indiquer le siége du mal, l'*intestin*, quatre vingt-dix-neuf fois sur cent, apparaît *la diarrhée*, cette diarrhée qui accompagne la maladie comme l'ombre suit le corps, et que la presse médicale a proclamée le symptôme *capital*, le signe *pathogno-monique* du choléra.

Mais, diront ceux qui ne voient dans cette maladie qu'une affection nerveuse, il arrive, quelquefois, que la scène s'ouvre tout-à-coup, par des accidents nerveux les plus formidables, tandis que les phénomènes du côté de l'abdomen sont à peine sensibles, et que même la diarrhée fait défaut.

Cette remarque est juste ; mais c'est précisément parce que l'intestin a été inhabile à se plaindre, et surtout, inhabile à éliminer le liquide qui l'embarrasse, que ces accidents formidables se sont manifestés. Cette dernière réflexion n'est que la traduction fidèle de l'observation de chaque jour, qui nous fait admettre un *choléra léger, cholérine*, et un *choléra grave*, foudroyant, nerveux, paralytique, etc.

Dans le choléra *léger*, dit *cholérine*, la diarrhée existe; aussi le liquide cholérique est-il expulsé. Dans cette forme, la *guérison est la règle*, la *mortalité l'exception*.

Dans le *choléra grave*, foudroyant, nerveux, paralytique, la *diarrhée manque :* Le liquide cholérique n'est point expulsé, et *le poison reste*. Dans cette forme la *mortalité est la règle*, la *guérison l'exception*.

Et si l'on me demandait de prouver la présence constante de ce liquide *intestinal*, dans tous les cas de choléra, foudroyant, nerveux, sec ou paralytique, je répondrais avec le professeur Tardieu : (Du choléra épid; p. 40.)

« Monsieur Dalmas a vu des soldats pris en pleine » marche de vertiges et de crampes atroces, quitter » les rangs, déposer leurs armes, et mourir en deux

» heures. Ce serait là, à proprement parler, une espèce
» de choléra spasmodique; pour y voir ce que l'on ap-
» pelle le choléra *sec, il faudrait méconnaître l'exis-*
» *tence de la sécrétion intestinale, qui, pour n'être*
» *pas rejetée au dehors, ne se fait pas moins à la sur-*
» *face de l'intestin.* »

Et il ajoute :

« CHOLÉRA PARALYTIQUE. — Les médecins russes
» et allemands ont admis une forme paralytique ou
» apoplectique du choléra, qui aurait prédominé à
» Stettin, en août 1848, et que monsieur Contour a
» observée à Moscou. Elle paraît se rapprocher beau-
» coup de la forme, d'ailleurs fort rare, dont nous em-
» pruntons la description à M. Magendie. Ce début est,
» en général, assez lent; les malades éprouvent seule-
» ment une excessive faiblesse; ils refusent les ali-
» ments. Dans l'espace de huit jours, on les voit tom-
» ber dans un accablement profond; les muscles de la
» face se paralysent; ceux des membres sont dans une
» résolution complète; l'intelligence perd toute activité,
» et la mort arrive au milieu de cet anéantissement
» général de toutes les forces. Ajoutons, d'après M. le
» docteur Contour, que les vomissements et les éva-
» cuations *manquent* souvent dans cette forme, et que
» *le ventre est énormément distendu par le liquide sé-*
» *crété dans les voies digestives; les muscles de l'ab-*
» *domen, de l'estomac et de l'intestin, étant impuissants*
» *à le rejeter au dehors.* »

A la page 43 du même ouvrage, nous lisons : « *Le*
tube digestif contient toujours une certaine quantité de

matières cholériques. Il en est quelquefois rempli dans
sa totalité, au point que le liquide jaillit fortement à
la moindre ponction des intestins. »

Enfin, l'anatomie pathologique nous montre à l'au-
topsie : « Les voies intestinales distendues par une
» matière particulière à laquelle on a donné le nom de
» *liquide cholérique.* Ce liquide est blanchâtre, cail-
» leboté, ressemblant tantôt **à** du petit lait non clarifié,
» tantôt à une décoction de riz, tantôt enfin à une
› bouillie dans laquelle on aurait mis des jaunes d'œufs.
» Ce liquide, dit M. Bouillaud, exhale en général une
» odeur fade, un peu nauséabonde, analogue à celle des
» chlorures alcalins.

» Parfois le liquide intestinal est rose, briqueté, lie
» de vin, ou chocolat, coloration qui dépend de la
» plus ou moins grande quantité de sang qui concourt
» à le former. *Il est d'une consistance plus ou moins*
» *épaisse ; quelquefois sale, boueux, et exhalant une*
» *odeur fétide.* Souvent ces deux espèces de liquides
» existent dans le même sujet : alors le liquide blan-
» châtre occupe la partie supérieure du tube intestinal,
» tandis que le liquide lie de vin ou brun, se trouve à
» la partie inférieure.

» L'on trouve au-dessous de ce liquide et adhérente
» à la muqueuse, une couche plus ou moins épaisse,
» d'une matière blanche ou d'un blanc grisâtre, quel-
» quefois jaunâtre, crémeuse. Elle n'exhale aucune
» odeur ; et s'enlève facilement par le grattage ou par
» l'action d'un filet d'eau. M. Contour qui, par sa po-
» sition, a pu pratiquer à Moscou, durant la dernière

» épidémie (1848), un grand nombre d'autopsies, a
» confirmé ce fait.

» Les liquides qui occupent le gros intestin, ont la
» plus grande analogie avec ceux que nous venons de
» décrire et qui se trouvent dans l'intestin grêle : seu-
» lement, le liquide blanchâtre est un peu plus épais,
» un peu plus trouble que celui du petit intestin, le
» *liquide rougeâtre, sanguinolent,* est d'une fétidité
» horrible. » (Docteur A. Millet de Tours, du choléra
morbus; épid.) (*)

Il serait inutile de prolonger les citations et les
preuves à l'appui de mon opinion ; car il faudrait être
bien aveugle ou de bien mauvaise foi pour refuser
d'accepter cette présence constante du liquide cholérique, dans l'intestin, comme un fait non acquis à la
science, et comme n'indiquant pas le véritable siége
de la maladie. Il faudrait être, en outre, bien obstiné
pour regarder dans l'espèce, le système nerveux comme
étant *primitivement* atteint, quand tous ces désordres
trouvent leur explication si rationnelle dans une irri-
tation consensuelle, déterminée par l'état *saburral* de
l'intestin et par le trouble de l'hématose. S'il en était
autrement, si l'affection nerveuse était *idiopathique,*
elle devrait céder au traitement anti-nerveux ; car

(*) J'engage mes lecteurs à vouloir bien demander aux médecins qui veulent
absolument arrêter la diarrhée dès qu'elle paraît : « ce que devient alors ce
liquide d'une odeur *fétide,* d'une *fétidité horrible,* qu'ils renferment ainsi
dans les intestins.

» Évidemment il devient un poison qui tue plus ou moins rapidement les
malades. — Pauvres malades !!!

naturam morborum curationes ostendunt, etc., et chacun sait qu'ici cela n'a pas lieu.

L'influence épidémique frappe primitivement les
organes digestifs ; l'intestin grêle, le véritable laboratoire de la chylification, qui occupe toute la partie
moyenne de l'abdomen, est son lieu d'élection. La nu-
trition est troublée, suspendue ou paralysée ; elle cesse
peu à peu de fournir au sang le chyle, son élément
réparateur. L'intestin ne contient plus alors que les
produits d'une mauvaise assimilation ; toutes ses sécrétions sont viciées, dénaturées ; et si leur prompte
évacuation n'a pas lieu, leur accumulation et leur sé-
jour prolongé dans l'organe exposent aux plus grands
dangers.

Le sang, progressivement appauvri par le trouble de
la chylose, devient incapable de satisfaire aux besoins
de la vie nerveuse ; car, sang et nerfs ont une vie commune ; ils s'influencent, ils se vivifient réciproquement.
Aussi le système nerveux, ne trouvant plus dans le
sang les éléments nécessaires à sa réparation, participe
bientôt de l'épuisement général, et ne tarde pas à
exprimer plus ou moins vite, plus ou moins brusquement, sa souffrance, par l'explosion de ces phénomènes convulsifs et asphyxiques, si souvent funestes.

Tous ces phénomènes convulsifs et asphyxiques,
résultat d'une chylification qui s'abolit progressivement
et d'une hématose insuffisante, ne sauraient avoir leur
véritable siége, ailleurs que dans l'intestin. Cette proposition ne sera plus contestée quand on saura bien
saisir les prodromes cholériques dans leurs premières

et dans leurs plus faibles nuances. Les maladies, en
général, ne sont bien discernables qu'à leur début, et
dans l'espèce, le rôle du médecin devient bien difficile,
quand une fois on a laissé le système nerveux se mettre
de la partie : car, « dès que les nerfs sont dans le se-
» cret des maladies, ils en embrouillent tellement les
» phénomènes, qu'il est impossible d'en démêler l'en-
» chaînement. Ils augmentent le mal dès qu'ils le par-
» tagent, et ils n'ont pas aussitôt ressenti la douleur,
» qu'ils en aggravent la cause. » (Isidore BOURDON.)

[illegible]
[illegible]
[illegible]
[illegible]
[illegible]
[illegible]
[illegible]
[illegible]
[illegible]
[illegible]

II

Traitement.

En considérant le nombre vraiment prodigieux et les propriétés si opposées des remèdes qui, tour à tour, ont été préconisés contre le choléra, on peut dire hautement : *Tot capita, tot sensus.* En effet, sous les inspirations de diagnostics erronés, la matière médicale a été littéralement épuisée, et le gâchis thérapeuthique dans lequel nous sommes tombés, rappelle une fois de plus que, dans toute épidémie, c'est moins la forme sous laquelle se présentent les maladies que la nature de la constitution médicale régnante qui indique le traitement à suivre. Disons-le franchement, les résultats, d'ailleurs, ne le prouvent que trop, n'ayant pas su distinguer les phénomènes réels des phénomènes apparents, la médecine a marché trop souvent dans les ténèbres, et elle a fait fausse route.

C'est que, pour bien traiter, pour bien guérir une maladie, il faut avant tout la connaître ; or, connaître

une maladie, « ce n'est point savoir seulement le nom
» qu'elle porte, ce n'est point non plus uniquement en
» saisir les phénomènes apparents, puisqu'on n'arri-
» verait, de cette manière, qu'à une méthode curative
» *superficielle, symptomatique.* Il faut donc connaître
» l'état morbide *intérieur* auquel se rattachent les
» phénomènes visibles, et qui seul peut être l'objet
» d'un traitement radical. » (Prof. PIORRY.)

C'est pour avoir ignoré ce trouble morbide, en mé-
connaissant la véritable signification des phénomènes
visibles qui s'y rattachent, qu'on a été conduit à diriger
contre le choléra cette méthode curative superficielle à
laquelle je serais heureux de voir préférer celle que je
vais exposer.

Pour notre gouverne, établissons d'abord que toutes
ces prétendues distinctions : état prodromique, cholérine ou choléra léger, choléra grave, foudroyant, spasmodique, paralytique, etc., ne désignent que les différents degrés d'intensité et les diverses formes d'une
même maladie, dont la gravité s'accroît toujours en
raison directe du retard que nous mettons à en combattre les premières manifestations.

En temps d'épidémie cholérique, dès qu'apparaît le
moindre malaise, le moindre trouble fonctionnel, le
choléra ne va pas venir, il est venu.

Ne laissons pas croire aux malades qui ont la *cholérine,* par exemple, *qu'ils n'ont pas le choléra.* Cette
erreur leur serait funeste, en les plongeant dans une
sécurité trompeuse, qui ne les ferait recourir au médecin que lorsqu'ils auraient *bien* le choléra, c'est-à-dire,

lorsqu'ils seraient froids, déjà bleus et à moitié morts.
Cet état caractérise la période algide cyanique, dont je
ne parlerai pas, laissant aux inspirations du moment
la prescription des remèdes à employer. D'ailleurs, je
n'ai pas à m'occuper de cette période, puisque, par
mon traitement préventif, elle n'a jamais lieu.

Période prédiarrhérique.

C'est de la promptitude avec laquelle on sait agir
dans cette période, que dépend tout le succès. Mais il
faut au médecin cette seconde vue, ce tact de l'intelligence qu'on appelle la sagacité, pour bien saisir les
premières ombres, parfois si fugitives, qui trahissent
la présence de l'ennemi ; et il faut aussi au malade une
surveillance attentive, de tous les instants, sur ce qui
se passe en lui, pour signaler au plus vite les moindres
troubles que lui seul peut sentir.

Ce n'est donc que par la seule union de leurs efforts
que médecin et malade pourront éviter toute surprise,
et obtenir un succès aussi prompt que durable. Cette
période prédiarrhérique prélude, dans son expression
la moins accentuée, par une série de phénomènes
pour ainsi dire sans voix, tant ils sont faibles, et en
même temps si mobiles que, très souvent, ils passe-
raient inaperçus pour qui ignorerait l'influence épidémique.

Tantôt c'est un malaise indéfinissable, général, mais passager, dont le malade a à peine conscience ; tantôt c'est une lassitude persistante qui l'accable, et dont il cherche vainement la cause dans ses occupations de chaque jour.

Le malade se donne du mouvement pour se réveiller, dit-il, pour secouer ce qu'il appelle sa paresse, pour dissiper cette prostration sans cesse croissante qui, réapparaissant à chaque instant plus envahissante et plus profonde, semble l'étreindre et vouloir le briser.

Une légère oppression épigastrique se fait sentir.....; quelques maux de tête, imperceptibles éclairs du trouble nerveux qui grandit et menace, sillonnent le cerveau, s'appesantissent sur le front, puis s'étendent à toute la tête. La physionomie, cette muette révélatrice de nos joies et de nos douleurs, s'assombrit sous le souffle cholérique ; elle est pâle, inquiète, et ses traits, affaiblis et languissants, sont comme le triste reflet des graves désordres qui se préparent. Le pouls ralenti, petit, mou et très-dépressible, dénonce l'affaiblissement vital.

La langue, dont l'aspect normal se modifie peu à peu, se couvre plus ou moins d'un enduit jaunâtre..... Le malade perçoit dans cet organe, quoique humide et mollasse, un sentiment de sécheresse qui l'engage à le presser contre les parois buccales, afin de le mouiller, de l'imprégner de salive. Le goût se perd ; l'appétit diminue et finit par disparaître ; le ventre est tendu, des borborygmes s'y font entendre, et la pression y détermine des gargouillements ; enfin éclate tout cet appareil de phénomènes qui présagent la période évacuante. Tous ces prodromes sur lesquels j'ai voulu insister, bien qu'ils aient été minutieusement énumérés dans l'article « symptomatologie, » tous ces symptômes, dis-je, qui, pris ensemble ou isolément, se résument logiquement dans ce diagnostic : *embarras intestinal*, s'évanouissent comme par enchantement, par la seule administration d'*un purgatif*.

Le choix du purgatif n'est pas chose tout à fait indifférente, et comme dans l'espèce, les malades ont une appétence instinctive pour les boissons acides, je donne la préférence à la solution de citrate de magnésie et de potasse. (Voir la note à la fin de cet aperçu.)

Période évacuante.

Si, dans cette période, le succès est moins certain que dans la précédente, on peut être néanmoins très-rassuré ; car, nous pouvons affirmer qu'ici, encore, le succès est la règle. Tantôt la diarrhée survient isolément avec ou sans nausées ; elle est ou modérée ou fréquente, blanche ou colorée.

Tantôt le vomissement la précède, et parfois, vomissement et diarrhée apparaissent simultanément, accompagnés ou non de crampes plus ou moins vives.

Ces crampes, qui existent rarement avec la diarrhée, au début, peuvent à leur tour, en l'absence de toute évacuation, ouvrir seules la scène, avec des troubles plus ou moins profonds, de l'innervation et de l'hématose. — C'est le début le plus grave ; c'est souvent celui du choléra dit foudroyant.

Contre chacun de ces différents états le purgatif est nécessairement indiqué, puisqu'ils sont tous l'expression, les effets d'un même trouble morbide intérieur : l'*embarras intestinal*. Cependant, lorsque ces effets ont une telle intensité qu'il pourrait en résulter des lésions graves et souvent mortelles, on doit immédiatement les attaquer par une médication appropriée, symptomatique, provisoire, *palliative*, qu'il faudra abandonner dès que le calme aura été obtenu pour revenir à la méthode purgative.

Dans cette période le traitement purgatif demande à être dirigé avec habileté et avec certaines précautions indispensables, très-faciles du reste à saisir pour celui qui, ne faisant pas la médecine en manœuvre, sait pénétrer l'essence véritable des choses.

Dès qu'apparaît la diarrhée, soit seule, modérée ou fréquente, blanche ou colorée et *sans nausées, purgez immédiatement et sans hésitation aucune*. La diarrhée, grâce à l'action du purgatif, sera rendue plus abondante, partant plus efficace ; car elle aidera alors la nature à se débarrasser *plus vite et plus sûrement*, sans que celle-ci ait besoin de continuer des efforts d'expulsion qui, trop souvent, l'épuisent, la conduisent en quelque sorte au suicide.

Sous l'influence du purgatif, la diarrhée cessera

bientôt ; et avant de disparaître, si lors de l'administration du purgatif elle était *blanche et inodore*, elle sera
devenue *colorée, bilieuse*, souvent *très-noire et d'une
odeur fécale fétide*. Cette transformation de la diarrhée
blanche rappelle ce que disait Zimmermann de la dyssenterie : « Dès que les malades rendent des matières
» fécales, il n'y a plus de dyssenterie. »

D'après cette observation éminemment pratique, la
diarrhée blanche, séro-muqueuse et sans odeur, n'en-
traînant ni bile ni matière fécale, ne serait donc, comme
la dyssenterie, qu'une espèce de constipation. Et cette
remarque est d'autant plus juste, qu'il est écrit partout,
à propos de ce symptôme du choléra : Les selles *bilieuses fécales* qui succèdent aux selles blanches, sont
du plus heureux pronostic.

Or, par quel moyen détruire cette constipation ?
Comment transformer les selles *blanches* en selles *bilieuses*, si ce n'est avec le secours des évacuants ?
Nous aimons à croire que ce ne sera pas en cartonnant
les entrailles avec l'amidon, et en les resserrant avec
les astringents, ou en éteignant la vie par la saignée.

Ainsi, dans la première phase de cette période, le
purgatif *peut* et *doit* être donné hardiment, avec cette
seule attention qu'en présence de nausées, il faudrait
l'administrer à doses moindres et à des intervalles plus
éloignés.

Quand le vomissement précède la diarrhée, il faut
agir, *ut suprà*, si le vomissement n'est pas extrême-
ment fréquent ; et, dans le cas contraire, il est préfé-
rable de commencer par administrer un lavement

purgatif ; car, l'unique but que, tout d'abord, on doive se proposer, est de transformer le vomissement en diarrhée, afin d'agir ensuite sur la diarrhée, au moyen du purgatif.

Évacuations doubles.

C'est la diarrhée jointe au vomissement.

Nous devons traiter ces évacuations réunies comme nous les avons traitées isolées, c'est-à-dire par le purgatif.

Lorsqu'elles sont modérées, intermittentes, espacées par des temps de repos, pendant lesquels le malade peut reprendre haleine, accepter et supporter le remède, le vomissement, qui n'est en quelque sorte que le reflux d'une partie du liquide cholérique qui ne peut s'échapper par l'intestin, disparaîtra dès que cet organe, plus largement ouvert par l'action purgative, aura donné issue au liquide.

Mais ces évacuations peuvent se succéder brusques, rapides, et frappant pour ainsi dire à coups redoublés.

C'est alors que le temps presse, car la nature est aux abois ; sa force est exaltée, et les effets en sont assez tumultueux, assez violents, pour qu'elle se porte préjudice à elle-même.

Purgerons-nous encore en face d'un pareil état ? Assurément, et le plus tôt sera le meilleur. N'avons-nous pas reconnu, non pas avec la théorie de la science, mais avec la théorie de la pratique, que tous les troubles fonctionnels, observés chez les cholériques, sont dûs à la présence, dans l'*intestin*, d'un liquide vicié, d'un véritable poison, qui fait épine tant qu'il n'a pas été rejeté ? Or, si cette épine était sortie, est-il probable, est-il admissible que de semblables efforts persisteraient ? Évidemment non, car *sublatâ causâ, tollitur effectus.*

Qu'un corps étranger aille faire épine dans les voies aériennes, dans le pharynx ou dans l'œsophage, l'imminence de la suffocation, l'anxiété, les accidents convulsifs les plus formidables et les efforts désespérés d'un malade qui étouffe ou qui étrangle, inspireraient-ils jamais au chirurgien une autre pensée que celle de pratiquer, aussi promptement que possible, l'extraction de ce corps étranger ? Pourquoi ne l'imiterions-nous pas ? Mais, dans l'espèce, comment l'imiter, si ce n'est avec le purgatif, le seul instrument avec lequel nous puissions opérer,

Je le répète, il faudra donc encore purger.

Mais cette fois c'est avec cette finesse de tact, avec ce sentiment exquis de l'art, que l'on n'apprend ni dans les livres, ni de la parole des maîtres ; c'est seulement en s'identifiant, en quelque sorte, corps et âme avec son malade, que le médecin pourra trouver des inspirations qui le mettront pour ainsi dire dans l'intimité de la nature. Alors il saura saisir, ou plutôt deviner, les moments d'aptitude de l'organisme à recevoir le remède ; il en réglera les doses, qu'il éloignera ou rapprochera selon les effets produits, et le pouls, ce pendule de la vie, lui dira, par son rhythme, les degrés du mal, son retour ou sa disparition.

Dans le cas où par la persistance du vomissement, le médicament, quoique convenablement et opportunément administré, ne serait pas entièrement gardé, on aiderait à sa tolérance en donnant, entre chaque dose, une cuillerée à bouche de la potion suivante :

POTION.

Eau chloroformisée. . . . 100 grammes.
Sirop thébaïque . . . . . . 30 —
Sous-nitrate de bismuth . 4 —
(Agiter fortement avant de s'en servir).

Il est toujours très-utile d'appliquer de suite à l'épigastre un large vésicatoire camphré.

Crampes.

Je ne m'occupe jamais des crampes, si rares d'ailleurs, et toujours si légères, qui peuvent débuter avec la diarrhée ; elles disparaissent tout naturellement avec leur cause sous l'influence du purgatif.

Mais celles qui accompagnent les évacuations doubles dont nous venons de parler, sont quelquefois si douloureuses qu'il convient de les combattre, sans, pour cela, cesser d'insister sur la médication radicale.

Je me borne alors à des frictions, ou plutôt à une espèce de massage des muscles, avec la main nue, contenant quelques gouttes du mélange suivant :

MIXTURE POUR FRICTIONS.

Baume de Fioraventi . . |
Esprit de menthe . . . . } parties égales.
Alcoolat de mélisse . . . |

Et lorsque le malade peut rester calme, je fais envelopper les membres dans une ouate très-épaisse, très-largement imprégnée du liniment suivant :

LINIMENT.

Baume tranquille. . . . . 90 grammes.
Laudanum de Rousseau. . . . 12 —
Chloroforme . . . . 6 —
(Agiter avant l'emploi).

Les crampes peuvent apparaître seules ou exister en l'absence de toute évacuation, avec des troubles plus ou moins profonds de l'innervation et de l'hématose. Il ne faut pas se le dissimuler : alors le danger est grand ; aussi est-ce l'instant où il importe le plus au médecin de ne pas se laisser effrayer par la gravité de la forme, en se rappelant que ces phénomènes si terribles ne sont que la conséquence de ces irradiations sympathiques qui, imperceptibles dans l'état physiologique, s'éveillent dans l'état pathologique, pour aller porter loin de l'organe malade et primitivement atteint, comme un écho de leurs souffrances.

Ces phénomènes ne sont que les effets, dans leur

plus haute expression, de la réaction sympathique de l'appareil nerveux abdominal sur le cerveau, ce centre de l'innervation. Cette réaction est causée par la présence de ce liquide vicié, qui, *visible* ou *non*, existe toujours, quels que soient les symptômes *apparents*, ainsi que nous l'avons observé avec le professeur Tardieu et le docteur Aug. Millet. L'ancre de salut du malade, je ne saurais trop le répéter, est donc toute entière dans l'expulsion de ce liquide, c'est-à-dire dans l'appel, dans la provocation de la diarrhée. En effet, puisqu'il a été unanimement reconnu que la diarrhée accompagne le choléra *léger*, et qu'elle manque dans le choléra *grave*, la seule médication à suivre est évidemment de purger, pour arriver, en provoquant la diarrhée, à faire d'un choléra *grave* un choléra *léger*. C'est là une observation sur laquelle je ne saurais trop insister.

Pour réussir, il faut combiner à propos, avec la méthode radicale purgative, la méthode palliative anti-nerveuse. Il est à peu près certain que, malgré l'extrême gravité des circonstances, l'intelligent emploi des anti-spasmodiques et des purgatifs donnés soit ensemble, soit séparément, selon les indications, sera couronné dans la majorité des cas, du plus heureux succès, pourvu que le médecin ait été appelé à combattre les accidents *dès leur début;* autrement les chances de guérison seraient singulièrement diminuées.

Je ne dois pas omettre que dans toutes les périodes cholériques je regarde l'eau pure et froide comme étant la seule et la meilleure boisson à accorder aux malades ; elle leur plaît d'ailleurs et tous la demandent.

« L'eau, dit le docteur Blatin, ingérée en grande
» abondance, agit, par sa température froide, comme
» sédatif et comme tonique, sur la muqueuse stoma-
» cale. Si, arrivée dans l'intestin, elle est absorbée,
» elle remplace, dans les vaisseaux, la sérosité qu'ils
» ont perdue ; et dans les cas où l'absorption n'a pas
» lieu, l'eau traverse le tube intestinal en y produisant
» un lavage qui le débarrasse des sécrétions mor-
» bides. »

On voit pourquoi le traitement par l'eau froide a dû
compter des succès, ainsi que celui du célèbre Sydenham, qui *lavait* également les entrailles à grande eau
de poulet, *pour évacuer les humeurs âcres qui causent
la maladie ou pour les adoucir.*

Les deux traitements ont bien une grande analogie
avec la méthode purgative que je conseille ; mais celle-ci
a sur eux l'incontestable avantage d'agir *plus vite* et
plus sûrement.

Période æstueuse ou de réaction.

Si le malade échappe au choléra, ce qui arrive toujours avec mon traitement, quand il est opportunément
employé, les phénomènes morbides s'effacent peu à
peu ; le facies se colore et perd son expression d'anxiété et de souffrance pour reprendre celle du calme et

du bien-être; le pouls, moins fréquent, plus égal, se relève et se développe. C'est la vie qui revient... le malade renaît.

Tel est le signal de la période de réaction. Il semble annoncer que la nature débarrassée d'un hôte importun rentre maîtresse en sa demeure, et voit chaque organe célébrer son retour en reprenant ses fonctions un instant troublées, et souvent même interrompues. Le calme se rétablit, mais plus ou moins vite, et plus ou moins sûrement. C'est que devant cette apparence si pleine d'espoir, tout danger n'a point encore disparu. En effet, si, pendant la maladie, la nature a été mal comprise, si l'organisme a été démesurément excité ou affaibli par une médication trop stimulante ou trop déprimante; dans le premier cas, des congestions surviennent vers le cerveau ou vers le poumon, et le malade ne tarde pas à succomber; dans le second cas, un état typhoïde ou adynamique parsème d'accidents et d'écueils une convalescence difficile, interminable, et la santé conserve dans l'avenir des traces ineffaçables de cette cruelle affection, ou plutôt de ces traitements funestes. Mais, si au contraire, un traitement rationel, toujours ménagé et parfaitement en harmonie avec les besoins de la nature, a su porter des secours aussi intelligents qu'efficaces, après la tempête l'horizon s'éclaircit, sans laisser le moindre grain à redouter, et le malade, complétement délivré du choléra, comme d'un affreux cauchemar, rentre d'un pas ferme dans la vie en retrouvant toute sa santé première.

La gravité ou l'innocuité de la période de réaction

peuvent donc faire apprécier toute la valeur du traitement qui aura été suivi. Et comme pendant cette période je n'ai jamais eu à trembler un seul instant pour l'existence de mes malades, ni même à leur imposer un régime sévère, leur convalescence est toujours très-courte ; chez eux, cette période astueuse est à peu près nulle.

Malgré toute ma confiance dans mon traitement préventif, je ne saurais trop répéter ce que j'ai dit et écrit tant de fois : « Le degré de curabilité du choléra » est marqué par chacune des périodes de la maladie. » Plus on s'éloigne du point de départ, plus les chances » de guérison s'affaiblissent. Comme à un incendie, on » ne saurait courir trop vite. »

III

PROPHYLAXIE HYGIÉNIQUE ET MÉDICALE

—

Prophylaxie hygiénique.

La prophylaxie hygiénique du choléra est celle des maladies en général. Elle ne se propose pas comme son nom semble l'indiquer, de nous préserver de la maladie, de nous empêcher de subir son influence, mais seulement de nous rendre moins aptes à la contracter, moins vulnérables, en nous donnant les moyens de nous maintenir dans le meilleur état de santé possible. Elle apprend à éviter tout ce qui est nuisible et à choisir tout ce qui est utile.

On pourrait la résumer ainsi : alimentation saine et suffisante ; exercice modéré, travail intellectuel peu prolongé, grand air, grande lumière, propreté exquise dans l'habitation comme dans les vêtements, quiétude d'esprit, fermeté d'âme, distractions. N'oublions pas que l'habitude est une seconde nature ; rien n'est hygiénique comme elle. Aussi n'est-ce pas toujours impunément qu'on abandonne subitement ses occupations journalières, et que l'on transforme ou que l'on intervertit son régime ordinaire ; c'est un tort grave toujours, mais surtout en temps d'épidémie cholérique, de bouleverser, de changer, sans ménagement, son existence habituelle.

Les uns, emportant quelquefois la maladie qu'ils redoutent avec eux, se sauvent effrayés, sous un ciel et dans un milieu où tout étant changé pour eux, ils seront exposés à succomber d'autant plus vite ; les autres, dans l'impossibilité de fuir, restent, mais ils ont soin d'apporter le plus grand désordre dans leur manière de vivre. Celui-ci oubliant « qu'*une intempestive repletion ne cause pas moins de souffrance qu'une intempestive abstinence.* » (hipp :), remplace tout à coup une nourriture souvent très restreinte par une alimentation trop abondante qui surcharge et fatigue les organes digestifs ; ou bien, commettant l'excès contraire, il s'affaiblit et se prépare en quelque sorte pour le fléau, dont il devient alors facilement la proie. Celui-là supprime l'eau, sa boisson ordinaire, pour lui préférer les vins les plus généreux, ou il se gorge, contre son habitude, de café, de boissons alcooliques qui peuvent déterminer une surexcitation morbide du système nerveux ; ou bien encore il use et abuse de ces énervantes infusions de thé, ne se doutant guère qu'elles peuvent troubler les fonctions des organes digestifs. Enfin que de gens, en modifiant, en dérangeant, en suspendant brusquement leurs habitudes, font bien tout ce qu'il faut pour contracter la maladie qu'ils cherchent à éviter.

Vraiment, le chapitre de nos erreurs hygiéniques serait trop long si nous voulions les énumérer toutes. Assurément je n'ai pas cette intention, mais je ne puis passer sous silence une des plus grosses; celle qui frappe si sottement de proscription ces excellents remèdes tout préparés que la nature, si bonne et si prévoyante, nous offre pendant les chaleurs de l'été, au moment même où ils nous sont le plus nécessaires : je veux parler de tous ces excellents fruits que leurs propriétés devraient, au contraire, impérieusement faire prescrire, surtout en temps de choléra, car ils tempèrent, excitent l'appétit, facilitent la digestion, agissent comme anti-sceptiques, et favorisent l'écoulement de la bile.

N'a-t-on pas défendu le raisin !

Et pourtant « il est conseillé dans les maladies ner-
» veuses, les inflammations, les fièvres ardentes, les
» affections chroniques, les maladies de la peau, celles
» des voies urinaires, le scorbut, etc; *surtout dans les*
» *pays chauds*, à cause de ses qualités adoucissantes
» et tempérantes..... Il convient aux tempéraments
» échauffés, bilieux, etc. » (MÉRAT et DE LENS.)

« La cure de raisin est une méthode thérapeutique
» dont la tradition, perdue pour la science, s'est con-
» servée religieusement parmi les populations du midi
» de la France, qui y ont annuellement recours, et pour
» des affections très-variées. » (Docteur FONSSAGRIVES.)

« Le haupteinwirkung, c'est-à-dire la propriété do-
» minante du raisin, s'exerce sur *les flux diarrhéï-*
» *ques, et même sur les plus graves*. Les différentes
» maladies qui affectent les sécrétions et portent le
» trouble dans le *système nerveux des voies digestives*,
» sont également curables par le même moyen. »
(Docteur CARRIÈRE.)

Et le melon ! Combien de gourmets poltrons, le regardant comme un affreux complice du choléra, se
sont privés mal à propos de la douce jouissance de le
savourer !

Leur appréhension était-elle fondée ?

Assurément non ; car le melon est un fruit déli-
cieux, d'une odeur et d'un parfum exquis, dont la chair
juteuse, sucrée, fond dans la bouche en la parfumant
et la rafraîchissant.

« La chair du melon, bien mûre et de bonne qualité,
» est désaltérante, humectante. Elle calme les *ardeurs*
» *d'entrailles*, celles de la poitrine, facilite les urines,
» et parfois devient *doucement évacuante.* » (Docteurs
MÉRAT et DE LENS.)

Ai-je donc besoin d'entrer dans de plus longs détails
pour prouver que, pendant le choléra, les fruits bien
mûrs et de bonne qualité, loin d'être interdits, doivent
au contraire être ordonnés ? Je ne le pense pas ; car
je suis persuadé que les courtes réflexions qui précè-
dent suffiront pour effacer une erreur certainement
préjudiciable à notre santé.

Prophylaxie médicale.

La prophylaxie médicale préservative, dans l'acception rigoureuse du mot, ne saurait exister, car ignorant la nature, l'essence de l'élément cholérigène, nous ne saurions connaître l'antidote, le spécifique propre à le neutraliser.

Nous ne pouvons donc pas nous soustraire à l'influence épidémique ; mais nous pouvons toujours, dès que nous en constatons les premiers effets, nous opposer au développement de la maladie. Inattaquable tant qu'il est à l'état de germe, c'est seulement lorsque son évolution commence que le choléra est accessible à nos coups. Contre cet ennemi, que nous *ne voyons pas venir* et que nous n'apercevons *que lorsqu'il est arrivé*, la seule chose que nous ayons à faire, c'est de le chasser au plus vite. On chasse cette maladie, ou plutôt on apprend à la chasser, non pas en consultant les livres, qui ne savent que proclamer l'impuissance de l'art, mais en suivant ce précepte de Sydenham : « En regardant, en observant, en écou-» tant pour ainsi dire la nature, afin de bien voir, de » bien saisir comment elle s'y prend dans son travail » curatif. »

Le médecin doit être non le maître de la nature, mais son ministre, *minister et interpres*, son serviteur ou plutôt son aide, son allié, son ami, il doit avoir sans cesse les yeux fixés sur elle, et ne se permettre que le moins possible d'actes capables de la troubler.

J'ai observé, j'ai vu que dans le choléra, si la nature succombait dans la majorité des cas par l'absence de diarrhée, il y avait toujours soulagement, et le plus souvent guérison, par la présence de ce symptôme. Logiquement, j'ai donc été amené à penser et à reconnaître que le traitement le plus propre à chasser la maladie, le plus convenable pour prévenir l'explosion, serait celui qui, imitant la nature, provoquerait la diarrhée, c'est-à-dire LE TRAITEMENT PURGATIF.

On devrait, selon moi, en temps de choléra, se purger tous les huit ou dix jours, sans jamais attendre les premières manifestations de l'influence épidémique.

C'est dans cette seule prescription que je résume toute la prophylaxie médicale du choléra.

Je suis tellement certain de l'efficacité de la méthode évacuante, comme traitement réellement préventif du choléra, que je suis tout disposé, dans le cas où une nouvelle invasion épidémique viendrait à éclater, à accepter la direction de la santé des personnes qui, ayant confiance en moi, souscriraient aux conditions suivantes :

Moyennant des honoraires dont le chiffre serait fixé entre nous, je surveillerai leur état de santé pendant toute la période épidémique ; et trois mois seulement après la déclaration officielle de la disparition du fléau, et sur la présentation du certificat de mes clients, je pourrai toucher les honoraires qui auraient été préalablement déposés chez un banquier ou chez un notaire.

Que tous ceux de mes confrères qui ont, comme moi, une foi entière dans le traitement qu'ils préconisent, qu'ils proclament infaillible, suivent mon exemple. A la fin de l'épidémie ils soumettront, comme moi, les résultats de leur pratique à un jury nommé *ad hoc*, et par cette espèce de concours, il deviendra facile de reconnaître définitivement à quelle méthode préventive on doit réellement donner la préférence.

IV

CONCLUSION

Le choléra, originaire de l'Inde, est désormais endémique en Europe.

Il se développe comme les affections bilieuses, sous certaines conditions atmosphériques où prédomine une excessive élévation de température.

Son explosion est *toujours et partout* précédée de symptômes précurseurs qui affectent *surtout et d'abord* les voies digestives ; son siége est l'intestin. C'est là, et nulle part ailleurs, qu'il faut localiser cet état morbide, protéiforme qui, selon les idiosyncrasies des sujets, se présente avec ces phénomènes variés qui ont produit les différentes dénominations de choléra spasmodique, adynamique, asphyxique, etc.

Cette variété de phénomènes, qu'on peut regarder comme autant de déguisements pris par le mal, pour donner le change, pour égarer les recherches, a dérouté l'observateur qui, prenant l'effet pour la cause, a poursuivi, sans jamais l'atteindre, un ennemi qu'il a toujours cru invulnérable, ignorant qu'il n'en frappait que l'ombre.

Chaque phénomène a produit sa théorie; chaque théorie sa médication ; chaque médication sa défaite. Pourquoi? Parce que l'apparence ne saurait être la réalité ; parce que la médecine des symptômes, si elle soulage quelquefois, ne guérit jamais. Comme l'espérance, on pourrait la définir une déesse toujours consolante, mais souvent trompeuse.

Les revers ne prouvent nullement l'impuissance de l'art, ni la détresse de la thérapeutique.

L'art ne fait jamais défaut à qui le possède, et la thérapeutique offre toujours d'excellentes armes à qui sait les choisir. N'accusons donc pas la science de nos insuccès ; cherchons quand nous ignorons ; cherchons encore quand nous savons ; et quelque haut placés que nous soyons dans les régions du savoir, n'oublions jamais les enseignements du passé. « Le progrès en médecine est un Janus, dont l'une des faces doit regarder le passé, l'autre l'avenir. »

Pris à temps et convenablement attaqué, le choléra est le plus souvent, pour ne pas dire toujours, *parfaitement curable.*

La diarrhée est une crise salutaire qu'il faut provoquer quand elle n'existe pas, ou exciter dans de justes limites, s'entend ; qu'il faut diriger enfin si elle existe, au lieu de l'arrêter : ce qui exposerait les malades aux plus graves dangers.

« Tout ce qui tend à supprimer la diarrhée *élimina-*

» *trice*, tout ce qui tend à arrêter les vomissements,
» *favorise et assure* l'action du poison. En 1832, dans
» nos campagnes, le bon sens public ne s'y trompait
» pas. J'étais alors étudiant, et j'agissais comme aide
» d'un de nos meilleurs maîtres ; arrivés auprès d'un
» cholérique, notre premier devoir et notre premier
» soin étaient d'arrêter les troubles intestinaux par les
» opiacés donnés en potion et en lavement. Notre but
» était presque toujours atteint ; mais *la mort était*
» *d'autant plus prompte* que ce *prétendu* succès était
» plus complet ; aussi nos vignerons disaient-ils entre
» eux : « Un tel va mieux, mais il est bouché, il est
» f..... » C'était vrai ; aussi, j'ai reconnu que tous les
» stupéfiants du système nerveux étaient les adjuvants
» les plus puissants du choléra. L'élimination du poi-
» son cholérique, avant l'accès terrible qu'il doit dé-
» terminer plus tard, est d'autant plus facile que les
» troubles gastro-intestinaux, les borborygmes, l'op-
» pression épigastrique, la diarrhée, quelques envies
» de vomir, ou même quelques vomissements, pré-
» cèdent toujours, ou presque toujours, la grande atta-
» que, la sidération nerveuse. » (Docteur J. Guyot.)

Sous l'influence du traitement purgatif, tout d'abord
la diarrhée *augmente*, se *modifie*, se *ralentit* bientôt,
puis *cesse* d'une manière *complète* et durable. Tout
rentre dans l'ordre comme par enchantement.

« Un jeune homme de 24 ans et sa tante, âgée de
» 50 ans, étaient pris de diarrhée depuis trois jours
» avec langue mauvaise, inappétence, coliques, bor-
» borygmes, affaiblissement général, quand le qua-

» trième jour, ils éprouvent un refroidissement sen-
» sible de la peau, de la prostration et des évacuations
» alvines couleur eau de riz, très-abondantes. Pas de
» vomissements ; simples nausées. Sur la foi des con-
» victions énergiques qu'un de nos plus zélés corres-
» pondants, M. Gorlier, médecin à Rosny, Seine-et-
» Oise, nous a plusieurs fois communiquées, nous avons
» prescrit à ces deux malades une bouteille de limo-
» nade purgative.

   » L'effet en a été *aussi rapide que satisfaisant*. Après
» quelques selles très-abondantes, les évacuations al-
» vines *ont cessé*, l'état général s'est sensiblement
» amélioré, et le *lendemain*, cinquième jour de l'appa-
» rition des accidents, ces deux malades *demandaient*
» *à manger*. » (Docteur A. LATOUR, rédacteur en chef
de l'*Union médicale*, 18 juillet 1864.)

Loin d'exciter le vomissement, je le supprime. C'est
un moyen qui peut avoir ses avantages ; mais je le re-
doute, parce que, souvent, il augmente l'anxiété épigastrique, appelle les crampes ; et d'ailleurs, parce que le
mal étant dans l'intestin, et non dans l'estomac, je préfère fermer la porte que la nature, dans ses efforts d'expulsion, s'est ouverte par cet organe, et donner à l'intestin l'énergie qui lui manque pour faire cheminer et
conduire au dehors les matières altérées qui l'embar-
rassent.

Je conseille *toujours* l'emploi du purgatif dans la
première période de cette maladie, et dès le début de
la seconde.

Certains médecins disent : « Nous aussi, nous avons

purgé et nous n'avons pas réussi. » D'autres s'écrient :
« En purgeant, vous donnez, vous rappelez le choléra. »

Aux premiers, je réponds : « C'est que vous avez purgé trop tard, et aux seconds, sachez choisir et doser votre médicament. » Il en est à peu près des médicaments comme des instruments : il faut savoir s'en servir. Le savant ne saurait exclure l'artiste ; l'un ne saurait marcher sans l'autre. « L'art, c'est la pensée empreinte dans l'œuvre. »

Bien qu'aujourd'hui on admette, généralement, que le choléra ne débute jamais d'emblée, je veux, néanmoins, répéter ici ce que j'écrivais au docteur A. Latour, le 23 décembre 1853. « Le choléra foudroyant » n'existe que pour ceux qui n'ont pas su apercevoir ses » premiers symptômes, ou qui, ayant été mal renseignés » par leurs malades, les ont crus sur leur parole. »

Le docteur J. Guérin soutient avec raison que « par » une observation très-attentive, les cas de choléra » foudroyant disparaîtront tous. »

Et pour le docteur Higgins :

« Les histoires publiées par les journaux politiques, » de cas foudroyants de choléra, *sont des contes*. Je ne » nie pas dit-il, que cela n'ait lieu sur les bords du » Gange, où les miasmes sont plus toxiques que dans » nos climats, mais cela n'a pas lieu chez nous. Ici il » y a toujours des symptômes précurseurs de l'embarras » gastrique et de la diarrhée; de sorte qu'il ne tient » qu'à nous de ne pas avoir le choléra. »

Selon moi, il n'y a pas plus de choléra contagieux, qu'il n'y a de choléra foudroyant. C'est là une convic-

tion que j'ai acquise par mes propres observations, qui, j'en suis heureux, sont pleinement confirmées par celles de praticiens les plus distingués. Quant à sa transmissibilité par les déplacements de foyers épidémiques, transportés par des colonnes d'émigrants, par un corps d'armée, ou par des passagers arrivant d'endroits frappés par le choléra, ou ayant parmi eux des malades, il y a là, évidemment, contagion ; ou mieux, infection par viciation de l'air. Dans ce cas l'élément épidémique ne s'étendra, ne se développera d'une manière sensible et permanente, ne sera viable, en un mot, que si, là où il aura été importé, il trouve un terrain préalablement préparé par l'influence épidémique, ou mieux par cette constitution médicale particulière que j'appelle *cholérique*. A ceux qui ne partagent pas mon avis, je n'opposerai qu'un argument entre mille. Je me bornerai à répondre avec le docteur Martinencq de Grasse : « Expliquez donc comment douze mille réfu-
» giés Marseillais n'ont pas pu importer, en 1865, le
» choléra dans la ville de Lyon ? »

Que les partisans de la contagion y regardent de plus près : ils reconnaîtront certainement que désormais, pour nous visiter, il n'est pas indispensable que le choléra vienne plus ou moins directement de l'Inde. Il n'est besoin que de cette constitution médicale particulière qui s'annonce toujours par une influence épidémique dont il faut savoir connaître le véritable caractère.

C'est grâce à cette connaissance, qu'en 1855, j'avais pu annoncer la prochaine invasion cholérique.

A cette époque les contradicteurs ne m'ont pas manqué, et le docteur Tholozan écrivait dans la *Gazette médicale :* « L'épidémie, jusqu'à l'heure actuelle, » *ne nous menace pas.* La constitution médicale est » dyssentérique ou diarrhéique et non pas *cholé-* › *rique.* »

Le docteur A. Latour, moins rassuré, écrivait de son côté. « Nous voudrions que l'événement justifiât la vé- » rité de ces observations. Nous craignons plutôt que » notre honorable et zélé confrère, M. Gorlier de Ros- » ny, qui nous transmet l'expression de ses craintes sur » l'explosion *prochaine, très-prochaine* du choléra, ap- » préhension qu'il fonde sur la recrudescence des affec- » tions diarrhéiques et dyssentériques, qu'il observe » en ce moment dans sa localité, nous craignons, dis- » je, qu'il n'ait trop tôt raison. »

J'avais dit vrai ; car le lendemain de l'insertion de ces lignes (29 août), le docteur Henry de Castelnau, rédacteur en chef du *Moniteur des hôpitaux*, insérait cette note : « Il y a plus de quinze jours déjà que des cas de choléra se sont manifestés à Paris, dans la pratique civile et à la maison de santé. »

Trois jours après il ajoutait :

» Le nombre et l'extrême gravité des cas de choléra » qui se sont manifestés dans divers hôpitaux et en » ville, depuis notre dernier numéro, prouvent que » nous sommes en pleine épidémie. »

Eh bien, l'année dernière encore, cette constitution médicale cholérique a été pour moi un criterium en quelque sorte infaillible, au moyen duquel j'ai pu prédire, presque à coup sûr, la nouvelle invasion épidémique qui menaçait alors.

Le 11 septembre j'écrivais au docteur A. Latour, rédacteur en chef de l'*Union médicale* :

« Cher confrère,

› **De** la part du médecin, et surtout de la *Presse*
» *médicale*, tous deux sentinelles avancées de la santé
» publique, il y a vraiment cas de conscience à garder
» le silence, lorsqu'une épidémie menace. Aussi, ne
» puis-je m'expliquer qu'en ce moment où la cons-
» titution médicale régnante est *cholérique*, pas une
» voix ne s'élève pour signaler le danger. »   .   .   .

.   .   .   .

.   » Je le demande à tous nos confrères de la ville et de
» la campagne, est-il un seul d'entre eux qui, depuis
» plusieurs mois, déjà, n'ait pas observé, d'abord chez
» les jeunes enfants, puis chez les jeunes adultes, quel-
› ques cas plus ou moins accentués d'une épidémie au
» début? Et n'en déplaise au docteur Gallard, je pense,
» contrairement à lui, que la grande abondance d'em-
» barras gastriques, de diarrhées, et les quelques cas
» de choléra, observés à Paris pendant les grandes
» chaleurs, étaient, tenant compte de ce qui se pas-
» sait en Orient, en Espagne, en Italie et en Angle-
» terre, les préludes d'une véritable épidémie, dont
» l'explosion, plus ou moins prochaine devra certai-
» nement être favorisée par la haute température que
» nous subissons. Niera-t-on que le choléra n'ait sévi
» et ne sévisse encore à Marseille? Et pourtant, là

» comme partout, comme toujours, on a commencé
» par ne pas croire à l'influence épidémique. Ne dirait-
» on pas que c'est en quelque sorte un parti fatale-
» ment pris de fermer les yeux devant les symptômes
» les plus évidents d'une épidémie *cholérique,* pour
» ne plus les ouvrir, qu'au moment où nous sommes
» devenus sa proie, etc., etc. »

Cette lettre, dont l'insertion fut suivie d'un éreinte-
ment superbe, que les événements se sont chargés de
rendre très-largement à son auteur, le rédacteur en
chef de l'union médicale, suscita les protestations les
plus vives, les dénégations les plus formelles à mon
adresse, de la part de quelques confrères, et surtout de
la part des docteurs A. Latour et Ch. Pellarin. Ils
affirmaient que : « *Rien* alors ne prouvait que nous
» fussions placés sous l'imminence d'une épidémie gé-
» nérale de choléra indien. . . . .

» L'épidémie de Marseille n'était qu'une *petite* épi-
» démie, dernier retentissement de cette explosion cho-
» lérique qui s'était produite à Alexandrie . . . . .

» A Paris, notamment, l'état de la santé publique ne
» pouvait alors inspirer aucune inquiétude; comme
» tous les ans, à cette époque de l'année, on avait
» rencontré un assez grand nombre d'indispositions
» gastro-intestinales, mais, *ni leur quantité, ni leur*
» *caractère* ne présentaient *rien d'insolite,* rien qui rap-
» pelât ces phénomènes prémonitoires dont l'existence
» ne semblait avoir été aperçue *que par M. Gorlier.*
» M. Gorlier s'appuie sur un fait que nous nions, à
» savoir l'existence actuelle d'une constitution *cholé-*

» *rique*. Nous ne connaissons de constitution cholé-
» rique que pendant le règne du choléra. La doc-
» trine de M. Gorlier corroborerait certainement nos
» répugnances contre la propriété contagieuse du cho-
» léra ; car si elle était fondée, l'opinion des contagio-
» nistes en recevrait un rude échec, etc., etc. »

(Voir les numéros 12, 21, 28 septembre et 3 octobre 1865 de l'*Union médicale*.

Et le docteur Gallard, dans son rapport à la société
médicale des hôpitaux, sur les maladies régnantes dans
les mois de juillet et d'août, séance du 13 septembre
1865, s'étant posé ces deux questions :

« Aurons-nous le choléra à Paris?

» L'avons-nous? »

Répond ainsi : « Sans vouloir prétendre déchirer le
» voile de l'avenir, je crois que de l'examen froidement
» et mûrement approfondi des faits, nous pouvons
» conclure : S'il n'est pas impossible que, dans les cir-
» constances actuelles, le choléra s'étende en Europe,
» et notamment en France, rien ne fait prévoir que
» cette extension de la maladie doive avoir véritablement
» lieu; tout porte, *au contraire,* à supposer que l'épi-
» démie restera bornée au littoral de la Méditerranée,
» et, dans tous les cas, ni Paris, ni le centre de la
» France, ne sont actuellement menacés d'une façon
» *immédiate,* etc. »

Cette assurance si formelle que : « Ni Paris, ni la
France n'étaient actuellement menacés d'une *façon
immédiate,* » était donnée le TREIZE SEPTEMBRE;
et le TROIS OCTOBRE, on lisait dans l'*Union médi-*

cale : « Bulletin du choléra : Nous ne pouvons dissi-
» muler à nos lecteurs, aux médecins dont plus de
» mille, à Paris, ou dans la banlieue, reçoivent l'*Union*
» *médicale,* et qui sont en droit de nous demander,
» et qui nous demandent les renseignements que nous
» pouvons nous procurer, nous ne pouvons, disons-
» nous, ne pas leur dire *que les espérances que l'on*
» *pouvait concevoir sur la non apparition du choléra*
» *à Paris, semblent diminuer : des cas de choléra*
» *asiatique se sont montrés à Paris et dans la banlieue*
» *depuis le 22 septembre, etc.* »

Ainsi le choléra n'a pas attendu QUINZE JOURS
pour mettre à néant toutes les savantes hypothèses de
mes honorables contradicteurs, en donnant pleinement
raison à celui qu'on appelait ironiquement le *Calchas*
de Rosny.

En médecine, le rôle de devin est parfois facile; il
suffit pour cela, de greffer sur l'expérience.

[illegible]
[illegible]
[illegible]
[illegible]
[illegible]
[illegible]
[illegible]
[illegible]
[illegible]
[illegible]
[illegible]
[illegible]
[illegible]
[illegible]
[illegible]
[illegible]
[illegible]
[illegible]

POST-SCRIPTUM

Cette question du traitement du choléra est si grave et si controversée, que je veux y revenir pour achever de mettre en évidence la singulière logique des adversaires de la méthode évacuante.

Pour eux, comme pour nous, le choléra est un *empoisonnement*.

Ils reconnaissent avec nous que, dans tout empoisonnement, il y a deux indications à remplir.

1° Evacuer le poison;

2° Le neutraliser par l'administration d'un spécifique, d'un antidote.

Comme l'antidote, le spécifique du choléra est encore, et sera toujours une chimère, le dada des rêveurs, et surtout, le balancier avec lequel les charlatans battront toujours monnaie sur le dos de la bêtise humaine, tout naturellement il n'y a pas à y songer.

D'ailleurs, « chercher le spécifique du choléra, c'est jouer avec la vie humaine. » (Docteur Debency, *Union médicale*, 14 octobre 1854.)

Reste donc cette première et unique indication : évacuer le poison ; c'est-à-dire : purger.

Eh bien ! qui le croirait ? Posant avec nous ces prémices :

Le choléra est un empoisonnement ;

Dans tout empoisonnement, il faut tout d'abord évacuer.

Ils tirent cette conclusion :

N'ÉVACUONS PAS !...

N'évacuez pas, soit ; mais alors prouvez logiquement que vous agissez selon les règles de la saine pratique, et que vous ne compromettez pas la vie des malades.

Je vous en défie....

Lorsque les malades chez lesquels on a réussi à arrêter la diarrhée au début, ou existant depuis quelques jours, ne succombent pas, c'est que, dans le premier cas, la dose du poison cholérique était insuffisante ; et, dans le second, c'est que déjà, la nature avait réussi à éliminer ce poison en totalité ou en partie.

« Nous proscrivons les purgatifs, disent-ils, parce
» qu'ils donnent la diarrhée, et que la diarrhée est
» un des symptômes précurseurs de l'explosion cho-
» lérique. » Un symptôme, oui ; mais le symptôme de la maladie n'a jamais été la maladie elle-même.

‹ La symptomatologie, dit le Docteur Hufeland, est
› *l'interprétation de la nature ;* l'art de connaître la va-
» leur des signes *par lesquels elle s'exprime.* La pre-
» mière qualité du médecin, celle qu'il lui importe le
» plus de posséder, est d'entendre le langage de la
» nature, qui lui permet de reconnaître *comment elle*

» *souffre, et quels secours elle réclame.* Cette langue
» se compose des phénomènes de l'organisme malade,
» vulgairement appelés *symptômes.* Les symptômes
» doivent être considérés comme autant de *mots,* dont
» *la nature* se sert pour nous parler, et dont chacun
» a une *signification précise.* »

« Tout cela est vrai, répondront les partisans de
» l'amidon et de l'opium ; mais si la diarrhée n'est
» pas le choléra, elle peut y conduire. »

Oui, elle peut y conduire, exactement comme toute
langue qu'on ignore, toute vérité qu'on ne comprend
pas, toute lumière qu'on ne voit pas, peuvent conduire
au contre-sens, à l'erreur, à l'obscurité.

Qu'ils nous disent donc, puisqu'ils ont remarqué,
comme nous, que tout *danger disparaît,* lorsque la
diarrhée *inodore et blanchâtre* d'abord, se transforme,
pour devenir *colorée, bilieuse* et d'une *odeur fécale ;*
qu'ils *nous disent donc comment ils obtiendront cette
heureuse transformation en arrêtant la diarrhée dès
qu'elle paraît ? — Fiat lux !*

En attendant, et pour terminer, je vais soumettre
à l'appréciation de mes lecteurs un traitement dont
la logique ne me paraît pas irréprochable.

Ministère de l'Intérieur, service médical.

INSTRUCTIONS SUR LES PRÉCAUTIONS A PRENDRE PENDANT LA DURÉE DE L'ÉPIDÉMIE.

Paris, le 11 octobre 1865.

« Si l'influence épidémique règne sur le pays, etc.,
» pendant qu'elle s'y fait sentir :

» 1°. . . . 2°. . . . 3°. . . . 4°. . . .

» 5° Si on se trouve indisposé, que les voies diges-
» tives *soient embarrassées*, la tête lourde, si on res-
» sent des douleurs dans les membres, etc.,

» Avoir recours à un *léger purgatif salin*, pris à jeun :
» 15 grammes de sulfate de soude dans une tasse d'in-
» fusion de camomille romaine ; et mieux, se faire vo-
» mir, en prenant 2 grammes de poudre d'ipeca dans
» un demi-verre d'eau tiède.

» 6° *Si on a la diarrhée, y couper court*, en prenant
» un lavement dans lequel on versera six gouttes de
» laudanum, et en y mêlant une petite cuillerée d'a-
» midon, et se maintenir sur le ventre un cataplasme
» laudanisé.

» Observer une diète sévère. »

Signé : Dr DANET,
Médecin du ministère.

Ainsi, si en temps d'épidémie cholérique, vous n'avez pas la diarrhée, mais bien tous les symptômes qui l'annoncent, venez en aide à la nature qui est impuissante à se débarrasser, *provoquez la diarrhée ;* purgez-vous; ceci est très-rationnel.

Mais, si par ses seuls efforts, spontanément, la nature se suffit plus ou moins complétement à elle-même, par la diarrhée, qui se déclare ; arrêtez cette diarrhée; *coupez-y court.*

En un mot, ouvrez la porte lorsqu'elle est fermée; mais fermez-la bien vite, dès qu'elle s'ouvre d'elle-même.

Je l'avoue en toute humilité : j'ai cherché et je cherche encore vainement, sous l'inspiration de quel diagnostic *pratique,* on a pu instituer un pareil traitement.

Espérons pour notre belle science, sur laquelle toutes ces contradictions thérapeutiques attirent la critique la plus sévère, et surtout pour l'humanité, que la méthode que je défends, l'emportera bientôt sur tous ces traitements si opposés à ce précepte d'Hippocrate : « La nature est le médecin des malades..... » « La nature sans instruction et sans savoir, fait ce » qui convient. » (Hippocrate, œuvres, 6e liv. des épid.; 5e section, édit. Littré, t. v., p. 315.

PREUVES DIVERSES

A L'APPUI DES ASSERTIONS DE L'AUTEUR.

Comme le public n'est pas obligé de me croire sur parole, je vais lui fournir quelques preuves à l'appui de mes assertions.

Le 5 juillet 1855, notre maire, tout en rappelant mes services rendus en 1853-54, constatait en ces termes mes résultats pratiques.

« Je dois dire que, malgré le grand nombre de ma-
» lades qui ont subi l'influence épidémique, *pas un*
» *seul décès* n'a eu lieu dans la commune, hormis
» celui d'une femme de 76 ans, arrivant à peine dans
» la commune et malade depuis six semaines.

» Je n'hésite pas à attribuer l'heureux succès obtenu
» à l'excellence de la médication employée et préconisée
» par M. Gorlier, dans laquelle les habitants me pa-
raissent avoir une confiance vraiment méritée. »

En 1856, après le passage de cette quatrième épidémie cholérique, dont l'influence s'est fait sentir surtout
par le symptôme dyssénterie, l'adjoint de notre commune s'exprimait ainsi :

« Nous, adjoint de la commune de Rosny, canton et
» arrondissement de Mantes, département de Seine-et-

» Oise, certifions à qui de droit que M. Gorlier, méde-
» cin, demeurant à Rosny, a fait preuve d'un grand
» zèle et de dévoûment dans l'épidémie dyssentérique
» qui a sévi, par deux fois, sur un grand nombre
» d'habitants de cette commune pendant l'année 1855.

» Nous certifions, en outre, que la médication qu'il
» a employée, a obtenu les résultats les plus satisfai-
» sants, car la mortalité a été nulle. »

Enfin, le maire de Guernes, commune voisine de la nôtre, me donnait, le 20 janvier 1856, le certificat suivant :

«Nous, Maire et habitant de la commune de Guernes,
» arrondissement de Mantes (Seine-et-Oise), certifions
» que, pendant l'épidémie de dyssenterie cholérique,
» qui a sévi dans notre commune avec tant d'intensité
» durant les mois d'août, septembre et octobre 1855,
» M. Gorlier, médecin à Rosny-sur-seine, a fait preuve
» de beaucoup de dévoûment, par les soins qu'il a
» donnés aux malades, pendant toute la durée de l'é-
» pidémie.

» Le nombre des décès a été malheureusement trop
» grand, il est vrai, mais il a été encore faible, com-
» parativement au nombre de personnes qui ont été
» atteintes de cette cruelle maladie; et nous n'hésitons
» pas à attribuer l'heureux succès obtenu à l'excel-
» lente médication employée par M. Gorlier.

» Ce praticien habile avait déjà fait preuve d'un
» grand zèle dans notre commune, lors de l'épidémie
« de 1849.

» C'est pour rendre hommage à son dévoûment et

» à son abnégation, que nous lui avons délivré le pré-
» sent certificat, etc., etc. »

M. Humez, curé de la commune, a ajouté :

« J'ai dû, comme curé de Guernes, être bien sou-
» vent en contact avec les nombreux malades, atteints
» par la dyssenterie, et je dois le dire, à la louange
» de M. Gorlier, je n'ai eu qu'à admirer son zèle et son
» dévoûment pendant toute l'épidémie; et je désire,
» dans l'intérêt des populations, encore sous l'influence
» de cette dyssenterie, qu'il propage sa nouvelle médi-
» cation, à cause du succès qu'elle a obtenu à
» Guernes. »

Je pourrais bien ajouter, à ces témoignages de mon
succès, celui du médecin des épidémies de l'arrondissement; mais à quoi bon accumuler les preuves? Je me
bornerai à celles que je viens de donner, en terminant
par cette lettre de M. le comte Lemarois, sénateur,
propriétaire du château de Rosny :

« J'ai vu avec grand plaisir, le zèle et l'activité que
» vous avez eu l'occasion de déployer pendant le cho-
» léra. Je sais que dans la commune de Rosny et dans
» plusieurs autres, voisines, vos soins ont obtenu de
» beaux résultats.

» Si mon témoignage peut vous être de quelque va-
» leur, il vous est sous ce rapport, complétement
» acquis. »

Rosny, 5 juillet 1855.

[illegible]

« [illegible]

« [illegible]
« [illegible]
« [illegible]

« [illegible]
« [illegible]
« [illegible]
[illegible]

[illegible]
[illegible]
[illegible]
[illegible]

[illegible]

« [illegible]
« [illegible]
« [illegible]
« [illegible]
« [illegible]
« [illegible]
« [illegible]
« [illegible]
[illegible]

« [illegible]
« [illegible]

APPENDICE

Purgatif.

> « Le médicament que les malades
> prennent avec plaisir, est plus ef-
> ficace que celui qu'ils prennent
> avec répugnance. »
>
> HIPPOCRATE.

La limonade au citrate de magnésie, ou mieux celle au citrate de magnésie et de potasse, a toujours été mon purgatif de prédilection. Sa digestion est facile, son efficacité constante et sa saveur fort agréable. Par son emploi dans l'espèce, on guérit toujours.

Autrefois j'employais cette limonade gazeuse; mais j'ai dû renoncer à ce mode de préparation, pour satisfaire aux observations réitérées de mes clients, qui trouvaient le transport des bouteilles souvent difficile et toujours fort embarrassant. En outre, une fois entamées, elles exigeaient, pour la parfaite conservation du liquide qu'elles contenaient, des soins qu'on omettait souvent de prendre.

Aujourd'hui je prescris tout simplement la seule solution du sel magnésico-potassique, dont la dose n'a rien d'absolu, on le comprend ; elle varie selon la force, le sexe et l'âge des sujets, et aussi selon le degré plus ou moins avancé de la maladie.

Préparation.

Sur 15, 20, 30, 40, 50 ou 60 grammes de citrate double de magnésie et de potasse, on verse lentement, en agitant le mélange jusqu'à parfaite limpidité, 180, 200 à 250 grammes d'eau *bouillante ;* on édulcore avec quantité suffisante de sucre, jusqu'à ce qu'on obtienne une agréable acidité ; on laisse refroidir ; puis on ajoute quelques gouttes d'eau distillée de fleurs d'orangers ou deux ou trois cuillerées à bouche de bon vin vieux. On prend cette solution en 3 ou 4 doses chacune à un quart d'heure d'intervalle, soit le matin à jeûn, une heure avant le déjeûner ou deux heures après.

On comprend que ce purgatif, peut et doit être pris à toute heure du jour ou de la nuit, dès que se manifestent les moindres symptômes d'intoxication cholérique.

La dose que j'emploie le plus ordinairement, comme moyen *préventif*, est celle de 40 grammes de citrate dissous dans un grand verre d'eau bouillante, pour les adultes, et de 20 grammes, dans à peu près la même quantité d'eau pour les enfants ; et toujours en 3 ou 4 doses, à un quart d'heure d'intervalle. On administre la solution lorsqu'elle est refroidie.

Jamais les organes que traverse ce médicament ne conservent la moindre trace de son passage ; jamais il ne laisse après lui cette constipation fâcheuse qui suit souvent l'administration des autres purgatifs ; et quand elle est prise seulement par précaution, elle n'exige aucun changement dans le régime ordinaire....

Bien que j'aie une préférence très-marquée pour le citrate magnésico-potassique je n'ai pas la prétention de préconiser ce purgatif à l'exclusion de tous les autres.

Loin de là ; je conseille aux malades de recourir aux purgatifs qu'ils ont l'habitude de prendre et qu'ils savent leur réussir le mieux ; dans l'espèce, l'essentiel est de purger ; mais l'essentiel aussi est d'éviter de choisir les évacuants, dont l'action est violente et persiste longtemps.

La solution de sulfate de soude, exactement employée, aux mêmes doses et de la même manière que celle de notre sel, quelques verres d'eau de sedlitz, ou d'eau de Pullna, sont parfaitement convenables.

En temps de choléra, j'engage donc les personnes exposées à l'influence épidémique à se pourvoir d'un de ces médicaments, afin de l'avoir sous la main en cas de besoin.

Cette sage précaution est d'autant plus utile, qu'il ne faut pas oublier que les attaques de choléra ayant lieu le plus souvent pendant la nuit, il y aurait péril extrême à remettre au lendemain pour les combattre.

Principiis obsta.

ERRATA

L'alinéa ci-dessous a été omis dans la page 42 ; sa place est avant celui qui commence par ces mots : *Je ne dois pas omettre*, etc.

Dans cette période algide-cyanique, le docteur Jules Guyot conseille, avec raison, comme moyen d'exciter, d'animer, d'exalter le système nerveux jusqu'au décuple de sa puissance normale, l'eau-de-vie pure de 50 à 60 degrés qui, donnée à la dose de 4, 8 et 12 centilitres, neutralise la sidération cholérique négative par la sidération alcoolique positive.

TABLE DES MATIÈRES

FIN DE LA TABLE.

Paris, publicité. — Mirecourt, imp. Humbert.

NOTA

—

Afin de faciliter l'emploi de mon purgatif et de donner toute sécurité sur la valeur des préparations dont il est utile de s'approvisionner, je fais préparer des flacons contenant la dose exacte de 40 grammes de sel purgatif, associée en proportion convenable à du sucre aromatisé.

On peut se les procurer à la *Pharmacie de l'Europe, 39, rue d'Amsterdam, Paris*, où l'on trouvera également les autres préparations indiquées dans ce volume, et le volume lui-même.

Paris, publicité. — Mirecourt, imp. Humbert.

PARIS

PHARMACIE DE L'EUROPE

RUE D'AMSTERDAM, 39

Publicité, rue Cassette, 17

MIRECOURT (VOSGES)

LIBRAIRIE HUMBERT

Paris, Publicité. — Mirecourt, Imp. Humbert.